AF119144

BEI GRIN MACHT SICH IHR WISSEN BEZAHLT

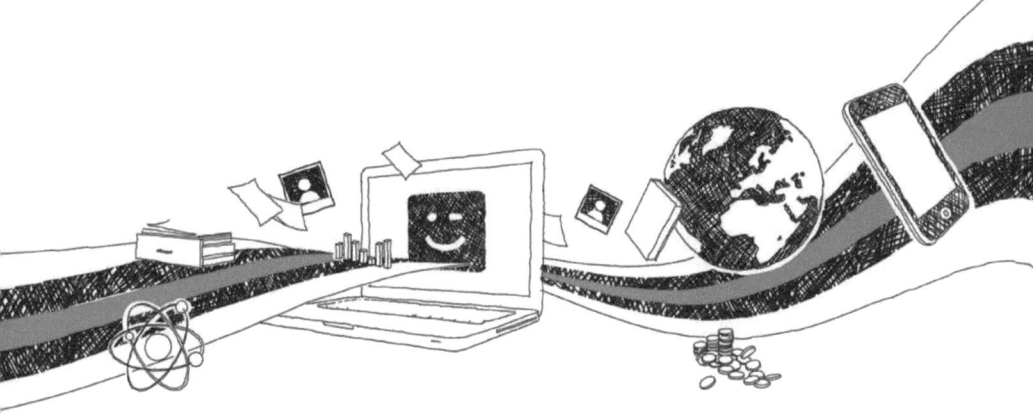

- Wir veröffentlichen Ihre Hausarbeit,
  Bachelor- und Masterarbeit

- Ihr eigenes eBook und Buch -
  weltweit in allen wichtigen Shops

- Verdienen Sie an jedem Verkauf

Jetzt bei www.GRIN.com hochladen
und kostenlos publizieren

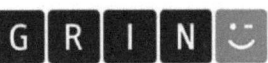

Bernhard Schöps

Der allgemeine Blick I: Verschiedene theoretische Ansätze zur Gesundheitskommunikation mit besonderer Berücksichtigung des narrativen Ansatzes

GRIN Verlag

Bibliografische Information der Deutschen Nationalbibliothek:

Die Deutsche Bibliothek verzeichnet diese Publikation in der Deutschen National-
bibliografie; detaillierte bibliografische Daten sind im Internet über http://dnb.d-
nb.de/ abrufbar.

Impressum:

Copyright © 2008 GRIN Verlag GmbH
Druck und Bindung: Books on Demand GmbH, Norderstedt Germany
ISBN: 978-3-640-30611-4

Dieses Buch bei GRIN:

http://www.grin.com/de/e-book/124961/der-allgemeine-blick-i-verschiedene-theo-
retische-ansaetze-zur-gesundheitskommunikation

GRIN - Your knowledge has value

Der GRIN Verlag publiziert seit 1998 wissenschaftliche Arbeiten von Studenten, Hochschullehrern und anderen Akademikern als eBook und gedrucktes Buch. Die Verlagswebsite www.grin.com ist die ideale Plattform zur Veröffentlichung von Hausarbeiten, Abschlussarbeiten, wissenschaftlichen Aufsätzen, Dissertationen und Fachbüchern.

Besuchen Sie uns im Internet:

http://www.grin.com/

http://www.facebook.com/grincom

http://www.twitter.com/grin_com

Seminararbeit

Magisterseminar „Gesundheitskommunikation in Theorie und Praxis"
SS 2008
Eingereicht: Salzburg, 30.6.2008

Der allgemeine Blick I:

Verschiedene theoretische Ansätze zur Gesundheitskommunikation mit besonderer Berücksichtigung des narrativen Ansatzes

Eingereicht von:

Bernhard Schöps

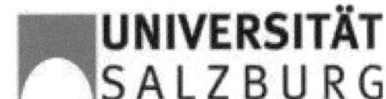

Inhaltsverzeichnis:

1. Einleitung und Aufbau der Arbeit

Die vorliegende Seminararbeit handelt von den verschiedenen theoretischen Ansätzen der Gesundheitskommunikation mit besonderer Berücksichtigung des narrativen Ansatzes. Da dieses Forschungsfeld sehr groß ist, werden zwar einige Ansätze des selbigen in weiterer Folge der Vollständigkeit halber beschrieben werden, der Hauptfokus dieser Arbeit wird jedoch auf dem narrativen Ansatz liegen. Dabei möchte ich versuchen, dessen Facetten anhand der mir vorliegenden Literatur näher zu erläutern.

Dafür will ich folgenden, mir für diese Arbeit sinnvoll erscheinenden Aufbau verwenden:

In den unmittelbar folgenden Abschnitten, welche ich ebenfalls zur Einleitung zähle, soll zunächst die Methodik dieser Arbeit beschrieben werden, um dann in den darauf folgenden Abschnitten die Relevanz des Themas und die Relevanz dieser Arbeit näher zu erläutern. Einen weiteren Abschnitt soll die thematische Abgrenzung des Themas bilden. Die Gegenstandsbenennung bzw. Begriffsdefinitionen stellen einen weiteren Teil dieser Arbeit dar. Anschließend erfolgt der Hauptteil dieser Seminararbeit, in welchem die Thematik dieser Arbeit, der „narrative Ansatz", anhand der von mir gewählten Literatur ausgearbeitet wird, um mit den daraus gewonnen Erkenntnissen die Forschungsfragen beantworten zu können. Das Ende dieser Arbeit bildet das Fazit, in welchem die wichtigsten Punkte dieser Seminararbeit noch einmal kurz angeschnitten und überdacht werden sollen.

2. Methodik

Bei vorliegender Seminararbeit für das Magisterstudium der Kommunikationswissenschaft handelt es sich um eine Literaturarbeit. Die Beantwortung der von mir gewählten Forschungsfragen erfolgt anhand der von mir gewählten, relevanten wissenschaftlichen Literatur. Der methodische Ansatz dieser Arbeit ist eine Literaturanalyse bzw. -recherche. Dabei wird von mir, wie am Fachbereich der Kommunikationswissenschaft in Salzburg üblich, die so genannte „Amerikanische Zitierweise" bzw. „Harvard Citation" verwendet.

Da es sich bei vorliegender Arbeit vom Umfang her lediglich um eine Seminararbeit im Zuge der Absolvierung des Magisterstudiums der Kommunikationswissenschaft handelt, kann nicht der Anspruch erhoben werden, die in Frage kommende Literatur lückenlos durchforscht zu haben. Die von mir erarbeiteten Forschungsergebnisse beziehen sich ausschließlich auf die in der Bibliografie angegebene Fachliteratur.

Zu guter Letzt möchte ich an dieser Stelle festhalten, dass ich mich dazu entschieden habe, auf das üblicherweise in schriftlichen Arbeiten angewandte „Gendern" zu verzichten und anstatt dessen das generische Maskulinum zu verwenden. Hiermit weise ich deutlich darauf hin, dass diese Vorgehensweise keinerlei Diskriminierung beinhalten soll. Es soll lediglich der Flüssigkeit und Lesbarkeit dieser Arbeit dienlich sein. Diese von mir gewählte Vorgehensweise ist laut der internen Richtlinien des kommunikationswissenschaftlichen Fachbereichs machbar.

3. Relevanz des Themas/Forschungsinteresse

Die vorliegende Seminararbeit handelt von den „Verschiedenen theoretischen Ansätzen der Gesundheitskommunikation mit besonderer Berücksichtigung des narrativen Ansatzes". Was kann man sich nun unter diesem Titel vorstellen? Worin findet diese Arbeit ihre Berechtigung? Um dies zu beantworten muss ich ein wenig ausholen:

Wahrscheinlich jeder, der diese Zeilen liest, wird sich bei und vor allem nach einem krankheitsbedingten Aufenthalt in einem Krankenhaus oder einer ähnlichen Einrichtung schon einmal gedacht haben, dass sich dieser oder jener Arzt/Krankenpfleger/Therapeut außerordentlich um einen bemüht hat, besonders auf die persönlichen Probleme und Umstände der eigenen Erkrankung eingegangen ist. Man hatte das Gefühl, dass diese Person sich um einen selbst und um die Erkrankung über das „Normalmass" hinaus gekümmert hat und sich für einen Zeit genommen hat, dass einem zugehört wurde und dass in dieser Gesundheitseinrichtung, obwohl oder vielleicht sogar besonders weil das Wartezimmer zum bersten voll war, der Erkrankte DIE Person im Mittelpunkt des Interesses aller Beteiligten darstellt. Oder eben nicht. Denn wie oft war es schon umgekehrt? Wie oft wurde man eben nicht individuell behandelt? Wie oft hatte es den Anschein, dass das Ende der Dienstzeit des Arztes und das obligatorische – wohlgemerkt klischeebedingte – Golfspiel offensichtlich das Wichtigste dieses Tages darstellt? Wie oft wurde „Dienst nach Plan" vollzogen und von keinem wurde man gefragt, wie man selbst das eigene Befinden sieht? Wie oft wurde man auch einfach nur unfreundlich behandelt? Nun gut. An dieser Stelle möchte ich eingrenzen. Das mit der Unfreundlichkeit ist ein sehr individuelles Problem, welches zu viele, auslösende Faktoren, sowohl Seitens des Erkrankten als auch Seitens des Heilenden, beherbergt. Und dies soll auch nicht das

Thema dieser Arbeit werden. Doch die Sache mit der „individuellen Betreuung" ist nicht abhängig von den jeweiligen Personen, sondern scheint vielmehr mit „Zuhören" und mit „auf den anderen eingehen" beziehungsweise „sich einfühlen können" zusammen zu hängen.

Doch ist es wirklich so, dass, wenn der Arzt/Krankenpfleger/Therapeut seinem Patienten zuhört, eine Diagnose schneller, richtiger und „Kunden-/Verbraucherorientierter" erfolgen kann? Ist im täglichen Ablauf der Gesundheitsmaschinerie „Krankenhaus" überhaupt Zeit für diesen Individualismus, für diese individuelle Gesundheitskommunikation? Und, was natürlich auch nicht vergessen werden darf: ist der Patient Willens, seine Gebrechen zu beschreiben? Ist er überhaupt fähig darüber zu reden?

> „Stundenlang sitzt der Patient im Wartezimmer des Haus- oder Facharztes und hofft darauf, endlich an die Reihe zu kommen. Ist es geschafft und die Möglichkeit vorhanden, die Krankheit zu schildern, um für sein Leiden eine Linderung zu erhoffen, bekommt der Patient oft nicht alles heraus, was er sich vorher noch zurecht [sic] gelegt hatte. Kurz darauf steht er wieder im Wartezimmer mit einem Zettel in der Hand, der ihm helfen soll, die Krankheit zu heilen. Jetzt fallen ihm wieder die Fragen ein, die er doch unbedingt hatte stellen wollen. Verzweifelt versucht er sich an die Worte des Arztes zu erinnern, ob nicht doch eine Andeutung die Antwort beinhalte." (Quasebarth 1997: 11)

Was ist Gesundheitskommunikation überhaupt? „Der Begriff „Gesundheitskommunikation" ist eine Übertragung aus der englischen Sprache. „Health Communication" hat als eigenständiges Teilgebiet der Gesundheitswissenschaften (Public Health) in den letzten 30 Jahren vor allem in den USA Beachtung gefunden." (Hurrelmann/Leppin 2001: 9)
Dabei können in der Gesundheitskommunikation verschiedene Sichtweisen beobachtet werden:

- Der Informationsansatz
- Der Persuasionsansatz
- Der narrative Ansatz

Bei letzterem handelt es sich salopp ausgedrückt um „Patientenschilderungen", Geschichten, Erzählungen, offene oder auch über „Umwege", über das Befinden, die Gefühle, die Schmerzen des Patienten.

In dieser Seminararbeit soll genau dieser narrative Ansatz behandelt werden. Dabei soll herausgearbeitet werden, worin dieser Ansatz sich von den anderen in der Gesundheitskommunikation angewandten Ansätzen unterscheidet, ob dieser Ansatz für den täglichen Bedarf auch praktikabel ist und worin der besondere Nutzen für die Gesundheitskommunikation, den Gesundheitsapparat im allgemeinen, aber, noch viel wichtiger, vor allem worin der Vorteil für den Patienten und dessen Behandlung liegt/liegen könnte.

4. Thematische Abgrenzung

Das Thema dieser Arbeit „Verschiedene theoretische Ansätze zur Gesundheitskommunikation mit besonderer Berücksichtigung des narrativen Ansatzes" soll insofern eingegrenzt werden, als dass sich die Untersuchungen bezüglich des „narrativen Ansatzes", wie Eingangs schon erwähnt, auf die von mir in Betracht gezogene Literatur beschränkt. Auch was Definitionen, besonders die der menschlichen Kommunikation, betrifft, muss an dieser Stelle schon klar sein, dass dies nie Themen umfassend sein kann und dass, sowohl die Definitionen als auch den „narrativen Ansatz" betreffend, noch wesentlich weiter ausgeholt werden könnte. Dies würde den Rahmen dieser Seminararbeit jedoch beiweiten übersteigen. Trotzdem werde ich versuchen, in dieser Arbeit einen so breit als möglich angelegten Überblick der Materie zu verschaffen und im Bereich des „narrativen Ansatzes" so tief wie dies der Umfang einer Seminararbeit ermöglicht in den Themenbereich eindringen.

5. Forschungsfragen

Nachstehende Forschungsfragen sollen durch diese Seminararbeit beantwortet werden:

- Welche Arten von Ansätzen können unterschieden werden und welcher davon scheint der in der Medizin am meisten gebrauchte zu sein?
- Welche besondere Stellung nimmt der narrative Ansatz dabei ein?
- Welchen besonderen Nutzen hat dieser in der Gesundheitskommunikation?
- Ist dieser Ansatz praktikabel bzw. wo sind mögliche Probleme in diesem Ansatz zu finden?

6. Gegenstandsbenennung/Begriffsdefinitionen

6.1 Definition des Begriffs „Kommunikation"

Der Duden schreibt zu „Kommunikation" nachstehendes: „Kommunikation die; ... 1. Verständigung untereinander, Umgang, Verkehr. 2. Verbindung, Zusammenhang". (Duden 2005: 543) Dies ist zwar schon, in meinen Augen, ein guter Anfang, aber ich denke mir, dass ein solch komplexer Vorgang wie die menschliche Kommunikation eine etwas ausführlichere Definition verdient hat. Im Internet kann man nachstehende Definition, welche auch gleich den Vorgang der Kommunikation beschreibt, finden:

> „Der Grundvorgang der zwischenmenschlichen Kommunikation ist im Prinzip schnell beschrieben. Da ist ein **Sender**, der etwas mitteilen möchte. Er verschlüsselt sein Anliegen in erkennbare Zeichen - wir nennen das, was er von sich gibt, ganz allgemein seine **Nachricht**. Dem **Empfänger** obliegt es, dieses wahrnehmbare Gebilde zu entschlüsseln. In der Regel stimmen gesendete und empfangene Nachricht leidlich überein, so dass eine Verständigung stattgefunden hat." (Stangl (o.J.): online)

Doch schon diese Definition von, beziehungsweise Erklärung des Vorgangs der „Kommunikation" zeigt, wie nachstehend zu sehen ist, dass Kommunikation nicht lediglich der Austausch von Worten ist, sondern weit darüber hinaus in den Bereich der wechselnden Mimik, Gestik, etc. für unterschiedliche Situationen geht. Und dieses mehrschichtige Kommunizieren beinhaltet Fehlerquellen:

> „Dennoch treten häufig Probleme auf, denn Kommunikation ist zugleich eine der komplexesten und wichtigsten **Fähigkeiten des Menschen** [Hervorhebung im Original] und besteht eben nicht allein in der Weitergabe von sachbezogener Informationen, vielmehr laufen etwa zwei Drittel des Austausches in einem Gespräch über den visuellen oder akustischen Kanal in Form von Gesten, Körperhaltung, Mimik, Betonung oder Sprachmelodie. Wenn man Menschen beim Sprechen genau beobachtet, werden bis zu 90 Prozent des Sprechens von mehr oder minder deutlich erkennbaren Gesten begleitet. Da manche Informationen nicht verbal kommuniziert werden können, versucht man häufig durch ikonische Gesten beim anderen ein Vorstellungsbild in verkörperter Form zu erzeugen. Ein solches gestisches Zeichen trägt etwa die Bedeutung durch bildliche Ähnlichkeit zu einem vorgestellten Bezugsobjekt in sich - man beobachte nur Touristen, die sich nach einem bestimmten Bauwerk erkundigen. Auch kann der Ausdruck in Gesicht und Stimme emotionale Zustände übermitteln, die in ihrer Subtilität kaum durch Sprachäußerungen vermittelbar sind, wobei die das sowohl absichtlich als auch unabsichtlich geschehen kann." (Stangl (o.J.): online)

Man kann hier die Vielschichtigkeit der menschlichen Kommunikation gut erkennen. Auch Burkart/Hömberg beschreiben den Vorgang der Kommunikation sehr ähnlich, denn „ [...] eine erste grundlegende Vorraussetzung für ‚gelingende', d.h. Verständigung herstellende, Kommunikation ist die störungsfreie Übertragung der dabei zu vermittelnden Zeichen." (Burkart/Hömberg 2004: 11) Diese Überlegung ist auch der Inhalt des Kommunikationsmodells von Claude E. Shannon und Warren E. Weaver. Deren Modell der „Mathematischen Theorie der Kommunikation" sollte ursprünglich der Lösung technischer Probleme bei der Nachrichtenübertragung dienen. Sein mathematisches Erscheinungsbild rührt daher, dass Shannon Mathematiker und Ingenieur in einer

Telefongesellschaft war. Hauptinhalt des Modells (siehe Grafik unten) ist das encodieren einer Information durch den Sender und das decodieren dieser Information durch den Empfänger.

Abbildung 1: Kommunikationsmodell nach Shannon-Weaver:

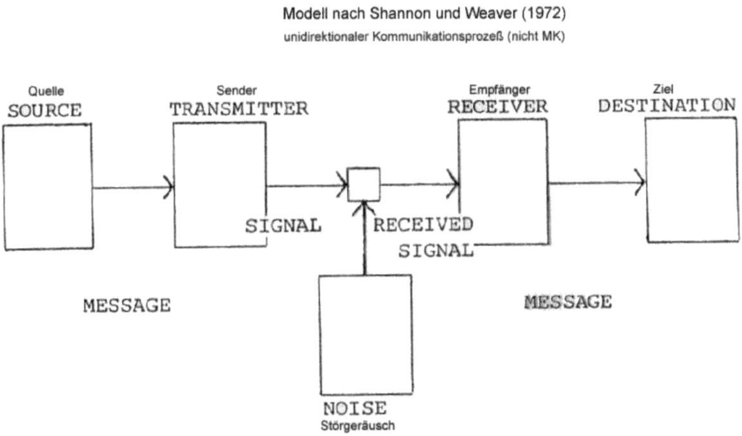

Modell nach Shannon und Weaver (1972)
unidirektionaler Kommunikationsprozeß (nicht MK)

Quelle: http://www.stollenweb.de/mewi/shannon-weaver_Kopie.JPG

Obwohl in diesem Modell die Übertragung einer Information sehr schön ersichtlich ist, hat dieses Modell einen – für diese Arbeit entscheidenden – Nachteil: semantische Inhalte während des Kommunikationsprozesses werden ausgeklammert. Das heißt, dass „Information" nicht mit „Bedeutung der Information" gleichgesetzt werden darf. (Vgl. Burkart/Hömberg 2004: 11f.) Deshalb ist dieses „mathematische" Konstrukt für den Bedarf dieser Arbeit nur bedingt einsetzbar, da genau diese versteckten, kleinen Inhalte und Bedeutungen im Zuge eines Kommunikationsprozesses im narrativen Ansatz wichtig sind.

6.2 Das „Vier-Seiten-Modell" von Friedemann Schulz von Thun

Sehr viel geeigneter für den Bedarf dieser Arbeit erscheint das „Vier-Seiten-Modell" von Friedemann Schulz von Thun welches Ansätze von Bühler (1934) und Watzlawick (1969) in die Überlegungen mit einbezogen hat. Laut Schulz von Thun liegen die besonderen Stärken dieses Ansatzes in der Möglichkeit „der Analyse von Kommunikationsstörungen und Kommunikationsproblemen, deren Form und Ursachen unter der kommunikationspsychologischen Lupe betrachtet werden können." (TEP o.J.: online)

6

Dabei kann die Aussage einer Person in vier nebeneinander liegende Aussagen (Ebenen) unterteil werden, welche die verschiedenen Interpretationsmöglichkeiten darstellen. (Vgl. Ranetbauer 2007: online)

Abbildung 2: Vier-Seiten-Modell nach Schulz-von-Thun

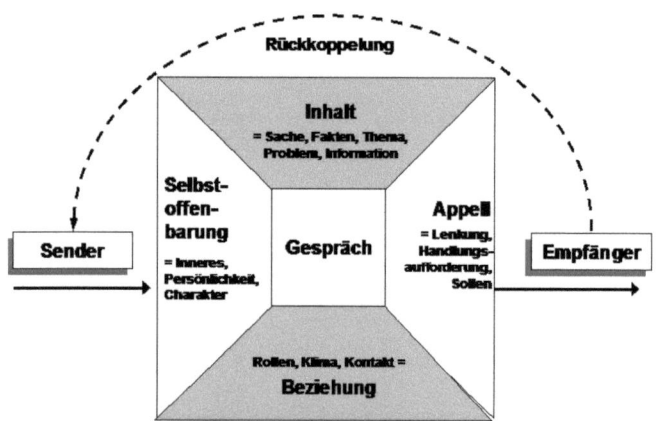

Quelle: http://www.psm-partner.de/admin/newsletter_show.php?id=36&texte=alle

Die Ebene „Inhalt" (auch „Sachinformation") (im Schaubild oben) beinhaltet reine Sachaussagen, Daten, Fakten. Die „Appell"-Ebene (rechts) stellt eine Aufforderung an den Empfänger dar und die „Beziehungs"-Ebene (unten) soll die Hierarchie zwischen Sender und Empfänger verdeutlichen. In der „Selbstoffenbarungs"-Ebene (links) schließlich verrät der Sender der Botschaft seine Sicht der Dinge. Dies können Werte, Motive aber auch Emotionen sein. Dabei muss berücksichtigt werden, dass sowohl für den Sender als auch für den Empfänger der Botschaft diese vier Ebenen existieren und somit auch auf jeder dieser viere Ebenen Missverständnisse entstehen können. (Vgl. Ranetbauer 2007: online) Was im Vergleich zum Modell von Shannon/Weaver von 1972 deutlich auffällt, ist die Tatsache, dass bei Schulz von Thun Inhalte, Gefühle, Probleme, etc. eine wichtige Rolle spielen.

Eine weitere Möglichkeit, die menschliche Kommunikation zu analysieren, bieten die fünf metakommunikativen Axiome von Paul Watzlawick:

6.3 Watzlawicks fünf metakommunikative Axiome

In den psychosozialen Disziplinen sind kommunikationstheoretische Ansätze, wie der von Watzlawick von hoher Wichtigkeit. Danach lassen sich „die wichtigsten Eigenschaften zwischenmenschlicher Kommunikation in fünf metakommunikativen Axiomen zusammenfassen (Buddeberg 2004: 87):

- Axiom 1: man kann nicht, nicht kommunizieren
- Axiom 2: Inhalts- und Beziehungsaspekt der Kommunikation
- Axiom 3: Kommunikation ist durch Art und Weise der
  Kommunikationsabläufe seitens der Partner bedingt
- Axiom 4: menschliche Kommunikation bedient sich digitaler
  und analoger Modalitäten
- Axiom 5: Kommunikationsabläufe sind entweder
  symmetrisch oder komplementär

(vgl. Voß 2002: online und Buddeberg 2004: 88)

Für die Medizin bedeutet dies laut Buddeberg folgendes (vgl. Buddeberg 2004: 87f.):

Zu Axiom 1: es ist im zwischenmenschlichen Kontakt unmöglich nicht zu kommunizieren, denn selbst das Schweigen einer der Kommunikationspartner ist eine Mitteilung zum Beispiel: der Hilflosigkeit, des Desinteresses oder verhaltenem Ärger. „Das vermeiden von Informationsaustausch durch Schweigen, Regungslosigkeit oder Absonderung sind ebenso kommunikative Mitteilungen wie Worte oder Gesten." (Buddeberg 2004: 88) Beispiel hierfür: Bei einem Partnerberatungsgespräch spricht nur ein Partner während der andere Partner resignierend zum Fenster hinaus blickt. (Vgl. Buddeberg 2004: 87)

Zu Axiom 2: „Jede Mitteilung enthält demnach eine inhaltliche Fakteninformation (Inhaltsaspekt) und eine häufig nicht bewusste, in averbalen Parametern wie Tonfall der stimme, emotionale Gestimmtheit und Körpersprache sich äußernde Beziehungsinformation." (Buddeberg 2004: 88) Ein Beispiel hierfür wäre, dass der eine Beziehungspartner (Arzt) sagt, er hätte Zeit und gleichzeitig auf die Uhr schaut. (Vgl. Buddeberg 2004: 88) „Widersprüche zwischen dem Inhalts- und Beziehungsaspekt einer

8

Mitteilung spielen im Bereich on Kommunikationsstörungen eine wichtige Rolle."
(Buddeberg 2004: 88)

Zu Axiom 3: In der Abfolge...

> „...einer Interaktion zwischen zwei Personen hat jede einzelne Mitteilung eine doppelte Bedeutung: Sie
> ist einerseits ein Reiz, d.h. der Ausgangspunkt für die nachfolgende Reaktion des Interaktionspartners
> und andererseits eine Reaktion auf den vorangegangen Reiz des Interaktionspartners. Grundsätzlich
> gibt es drei Möglichkeiten, auf die Äußerungen eines anderen zu reagieren: Man kann sie bestätigen,
> verwerfen oder entwerten." (Buddeberg 2004: 88)

Während eines Gesprächs teilen sich beide Gesprächspartner „...unterschwellig ständig wechselseitig mit, wie jeder sich selbst und den anderen sieht. Mitteilungen enthalten somit wechselseitige Ich-Du-Definitionen." (Buddeberg 2004: 88) Dabei können das Bild das jeder von sich hat und das Bild welches der jeweils andere von einem hat unterschiedlich sein. Wie groß dieser Unterschied ist, hängt davon ab, ob die Reaktion der Gesprächspartner weitestgehend Bestätigung, Verwerfung oder Entwertung ist. (Vgl. Buddeberg 2004: 88)

Zum Beispiel:

Bestätigung: „Ich sehe Dich auch so, wie Du Dich siehst." (Buddeberg 2004: 88) Auf die Anmerkung eines Patienten bei der Visite, er habe Schmerzen in der Brust, sagt der Arzt zum Patienten, dass er ihm Recht gäbe, da das Röntgenbild eine Lungenentzündung zeige. Durch diese Reaktion bestätigt der Arzt sowohl die Äußerung des Patienten als auch den Patienten als Gesprächspartner. (Vgl. Buddeberg 2004: 88) „Die Bestätigung findet sowohl auf der inhaltlichen als auch auf der Beziehungsebene statt. Bestätigungen sind eine wichtige Vorraussetzung für Vertrauen, Stabilität und Entwicklungsfähigkeit von Beziehungen." (Buddeberg 2004: 88)

Verwerfung: „Ich sehe Dich nicht so, wie Du Dich siehst." (Buddeberg 2004: 88) Dabei wäre die Reaktion in unserem Beispiel von vorhin, dass der Arzt verneint und sagt, dass das nicht sein kann, da das Röntgenbild und der Laborbefund keine Anormalitäten zeigen würden. (Vgl. Buddeberg 2004: 88) „Verwerfungen können in Beziehungen zu Unsicherheit und Misstrauen führen. Andererseits sind sie eine Vorraussetzung für die Flexibilität und Wandlungsfähigkeit von Beziehungen." (Buddeberg 2004: 88)

Entwertung: „Du existierst nicht." (Buddeberg 2004: 89) Diese Entwertung kann auf unterschiedlichen Ebenen geschehen. Einerseits kann der Arzt durch seine Reaktion vom Thema ablenken und somit den sachlichen Inhalt der Aussage des Patienten entwerten oder er kann mit seiner Aussage (zum Beispiel: es gäbe in der Medizin unterschiedliche Gründe für Schmerzen) auch sich selbst entwerten, da es offen bleibt, inwieweit sich jemand ernsthafte Gedanken um die Schmerzen des Patienten macht. Weiters besteht auch noch die Möglichkeit der doppelten Entwertung, indem der Arzt sich nach der Frage des Patienten der Schwester zuwendet und diese danach fragt ob der Patient schon seine Medikamente bekommen habe. Somit wendet er sich ab und er wechselt das Thema. Eine letzte Möglichkeit wäre eine quasi Kritik an der Selbstbeobachtungsfähigkeit oder gar hypochondrische Tendenzen des Patienten, indem der Arzt zur Antwort gibt, der Patient solle sich doch an seinen letzten Urlaub erinnern, dann ginge es ihm gleich wieder besser. (Vgl. Buddeberg 2004: 89) Diese ´vier Möglichkeiten können einzeln oder kombiniert auftreten, versteckt oder auch offen.

Zu Axiom 4: Kommunikation kann digitale und analoge Informationen enthalten. Digitale Informationen (zum Beispiel: „Das Bronchus-Karzinom von Zimmer 15 hat nur noch ein Hämoglobin   von 8.“ (Buddeberg 2004: 89)) sind sehr exakt, entbehren aber Einfühlungsvermögen für den Patienten für seine Schmerzen. Im Gegensatz dazu ist analoge Kommunikation (zum Beispiel: lächeln) Informationsaustausch durch Analogien wie Gebärden oder Zeichen. Das Problem daran ist, dass analoge Kommunikation Raum für Interpretationen lässt. (Vgl. Buddeberg 2004: 89) Zusammenfassend kann man sagen: „Digitale Kommunikationen sind eindeutig und logisch, haben aber wenig bildhafte Bedeutung. Analoge Kommunikationen sind dagegen bildhaft und mehrdeutig, ihnen mangelt jedoch die für die klare Kommunikation erforderliche Exaktheit und Logik.“ (Buddeberg 2004: 89)

Zu Axiom 5: Kommunikationsabläufe sind entweder symmetrisch oder komplementär. Dies ist davon abhängig, ob die Beziehung zwischen den Gesprächspartnern auf Gleichheit oder auf Unterschiedlichkeit beruht.

„Symmetrische Kommunikationsabläufe finden sich häufig in Beziehungen zwischen rivalisierenden Partnern. […] Ein Streitgespräch zwischen Ehepartnern […] wäre ein Beispiel für einen symmetrischen Kommunikationsablauf. […] Komplementäre Kommunikationsabläufe [hingegen] wirken ruhiger, indem sich beide Partner durch ihre Äußerungen ergänzen. Sie können Ausdruck einer klar definierten Beziehung sein. Nicht selten wirken in ihnen jedoch latente, nicht offen zu Tage tretende Beziehungsspannungen mit.“ (Buddeberg 2004: 90)

6.4 Die direkte (personale) Kommunikation

Wie weiter oben (Kapitel 6.1, Seite 5f.) schon beschrieben ermöglicht Kommunikation den Austausch von Informationen (Wissen, Erfahrungen, Gedanken, Meinungen,…). Dabei wird in der Kommunikationswissenschaft zwischen der direkten (personalen) und der indirekten (medialen) Kommunikation unterschieden.

„Die personale Kommunikation bezeichnet die Art des Austausches, bei dem ein Adressat (‚Sender')
seine Information unmittelbar an einen anderen Adressaten (‚Empfänger') übermittelt und dessen
Reaktion direkt miterlebt. Vermittelt wird die Information durch die Sprache; andere Zeichen wie Gestik
und Mimik kommen oft hinzu." (Buddeberg 2004: 87)

Auch in der Gesundheitskommunikation werden unterschiedliche Arten der
Kommunikation unterschieden (vgl. Buddeberg 2004: 87):

- die direkte personale Gesundheitskommunikation
- die Gesundheitskommunikation via Massenmedien, sowie
- die Gesundheitskommunikation über interaktive Medien

Wenn in früheren Zeiten die direkte personale Gesundheitskommunikation noch den
Hauptteil ausmachte, so haben in den letzten Jahren die beiden anderen Teile sehr an
Boden gewonnen. (vgl. Buddeberg 2004: 87) „Der amerikanische
Kommunikationsforscher Scott Razan bezifferte schon 1994 den Anteil direkter personaler
Kommunikation zwischen Arzt und Patient auf lediglich 15%."(Buddeberg 2004: 87)

6.4.1 Das autoritative Muster der direkten Kommunikation

Dabei stellt der Arzt oder Therapeut als Experte ...

„...eine Diagnose und legt fest, wie die Behandlung abläuft. Der Patient ist der Nachfrager, der von der
mit Autorität vorgenommenen fachlichen Beurteilung des Professionellen abhängig ist. Im Prinzip hat
der Patient den Anweisungen des Arztes oder Therapeuten zufolgen, ohne immer genau über die
Logik und Begründung der Behandlung informiert zu sein. Der Patient hat meist wenig zusätzliche
Informationsquellen und wird vom Gesundheitsexperten auf diese Quelle auch nicht hingewiesen.
Dieses an der Autorität der Gesundheitsexperten orientierte Modell wird insgesamt in seiner
Verbreitung seltener, existiert aber auch heute noch in vielen Bereichen, in denen Experten und
Betroffene interagieren." (Hurrelmann 2000; 128 in Hurrelmann/Leppin 2001: 12)

6.4.2 Das partizipative Muster der direkten Kommunikation

Das partizipative Muster zeichnet sich durch Partnerschaft aus. Der Patient ist...

„...der Partner des Arztes, er berät sich mit ihm über die angemessene Bewertung der Diagnose und
die Behandlungsschritte. Diagnose und Therapie werden dem Patienten in dem Ausmaß bekannt
gemacht, wie er es selbst wünscht. Entsprechend ist er an der Erarbeitung der Konsequenzen für das
eigene Gesundheits- und Krankheitsverhalten beteiligt. Der Patient entscheidet als ‚mündiger Bürger',
inwieweit er den Anweisungen des Gesundheitsexperten folgt. Er holt hierzu zusätzliche Informationen
bei anderen Gesundheitsexperten oder über unabhängige Informationsquellen
ein." (Reibnitz/Schnabel/Hurrelmann 2001 in Hurrelmann 2001: 12)

6.5 Definition Gesundheit

Um in weiterer Folge über Gesundheitskommunikation sprechen zu können, muss meines Erachtens an dieser Stelle zunächst einmal geklärt werden, wie „Gesundheit" zu definieren ist. Ein bekanntes Axiom der Medizin besagt, Gesundheit sei die Abwesenheit von Krankheit. (Vgl. Lenk 2002: 105). Doch kann es damit abgetan sein? Zugegeben, diese Definition ist kurz und prägnant, allerdings ist der menschliche Körper doch etwas komplexer aufgebaut, als dass es nur zwei Arten des Befindens, nämlich „gesund" oder "krank" gäbe. Zu diesem Zustand des menschlichen Befindens, der Gesundheit, gibt es einige weitere, teilweise recht unterschiedliche Definitionen (was allerdings wiederum den Verdacht aufkommen lasst, der Zustand „Gesundheit" könne gar nicht einhundertprozentig beschrieben werden), die über dieses schwarz/weiß des oben angesprochenen Axioms der Schulmedizin hinaus gehen:

„Kurzdefinition von Gesundheit:
Nach der Weltgesundheitsdefinition (WHO) 1946: ‚Gesundheit ist ein Zustand vollkommenen körperlichen, geistigen und sozialen Wohlbefindens und nicht allein das Fehlen von Krankheit und Gebrechen.'

Nach den Medizinsoziologen T. Parson: Gesundheit ist ein Zustand optimaler Leistungsfähigkeit eines Individuums, für die wirksame Erfüllung der Rollen und Aufgaben für die es sozialisiert (Sozialisation = Einordnungsprozess in die Gesellschaft, Normen- und Werteübernahme) worden ist.

Nach dem bmb & f (Bundesministerium für Bildung, Wissenschaft, Forschung und Technologie) 1997: Gesundheit wird als mehrdimensionales Phänomen (seltsames, ungewöhnliches Ereignis) verstanden und reicht über den „Zustand der Abwesenheit von Krankheit" hinaus." (Gesundheit: online)

Wie oben schon beschrieben, ist eine gern zitierte Definition von Gesundheit jene der Weltgesundheitsorganisation (WHO) vom 22. Juli 1946. Sie lautet: „Gesundheit ist ein Zustand vollständigen körperlichen, geistigen und sozialen Wohlbefindens und nicht die Abwesenheit von Krankheit." (Vgl. Buddeberg 2004: 309 und Wikipedia: online) Seitens der WHO wird Gesundheit als ein "Zustand, in dem man sich physisch, geistig und sozial völlig wohl fühlt" definiert. Ein subjektives Gefühl des Wohlfühlens wird als Definitionsmerkmal somit höher eingeschätzt denn gute medizinische Befunde. (Vgl. Gesundheit (Definition): online)

„Und dies entspricht tatsächlich der Realität: Es gibt kaum erwachsene Menschen, die von sich behaupten können, sie hätten beispielsweise keine Verdauungsbeschwerden, keine Allergie, keine Ausreißer bei den Laborwerten, keine Rückenschmerzen oder keine Probleme mit den Augen, mit der mit Haut, Haar oder Nägeln. Für das subjektive Wohlbefinden ist es oft viel wichtiger, dass man Strategien und Mittel in die Hand bekommt, Schritte in die richtige Richtung zu machen bzw. lernt, mit einer Krankheit oder Minderfunktion zu leben. Parallel dazu wird mit dieser Definition der Wert der psychischen Befindlichkeit aufgewertet. Was nützt einem ein gesunder Körper, wenn man gleichzeitig andauernd das Gefühl hat, das Leben sei schal und biete kaum mehr Perspektiven?" (Gesundheit (Definition): online)

Ähnlich sehen dies auch Barbara F. Sharf und Marsha L. Vanderford:

„Health is the absence of disease. But health is not necessarily such an absolute state. On the popular television drama ‚The West Wing' [im Original hervorgehoben], the fictional President Bartlett, an ostensibly astute, ethical, and tough-skinned chief executive, suffers from multiple sclerosis, a degenerative disease that threatens his physical and mental stamina. The public revelation of this illness raises questions that have been asked of politicians in real life as well. Is the president sufficiently healthy to continue his role as a national and international leader? What reasons might have justified the president's not disclosing his health status from the beginning? In fact, we often speak of being healthy in relative terms. We might say someone is healthy who has a chronic illness or permanent disability but is able to carry out key functions of daily living and enjoy mental well-being despite the presence of pain and physical limitations. Conceptualizing health in this way makes explicit that there are psychological and spiritual components of health integrated with the physical components." (Sharf/Vanderford in Thompson/Dorsey/Miller/Parrott 2003: 13)

Für mich persönlich ist eigentlich nachstehende Definition von Gesundheit jene, die mir am besten gefällt:

‚Gesundheit ist weniger ein Zustand als eine Haltung,

und sie gedeiht mit der Freude am Leben.'

Thomas von Aquin (1225-1274)

(Gesundheit (Definition): online)

Gesundheit kann weiters im Sinne eines negativen oder positiven Gesundheitsbegriffs betrachtet werden:

6.5.1 Der negative Gesundheitsbegriff

Der negative Gesundheitsbegriff wurde schon beschrieben. Darunter wird eben verstanden, dass Gesundheit die Abwesenheit von etwas anderem, nämlich Krankheit bedeutet. (Vgl. Lenk 2002: 105)

„Die negative Bestimmung der Gesundheit ist ein moderner Gedanke, der u.a. darauf beruht, dass man zwar über eine Vielzahl naturwissenschaftlicher Verfahren verfügt, um Krankheiten festzustellen, aber man mit keinem dieser Verfahren Gesundheit feststellen kann – es sei den eben als Abwesenheit von Krankheit." (Lenk 2002: 105)

6.5.2 Der positive Gesundheitsbegriff

Ein positiver Gesundheitsbegriff ist im Gegensatz dazu „...eine Bestimmung von Gesundheit, die vorgibt, was Gesundheit ist (und nicht was sie nicht ist). Also zum Beispiel Wohlbefinden o.ä." (Lenk 2002: 105)

Beide Begriffe, den negativen als auch den positiven Gesundheitsbegriff, könnte man natürlich noch viel genauer beschreiben und zerpflücken, doch ich denke mir für den

Bedarf dieser Arbeit ist das in den zwei Unterkapiteln beschriebene ausreichend, um eine Vorstellung der Begriffe zu bekommen.

6.6 Die Definition der Gesundheitskommunikation

Wie am Anfang dieser Arbeit schon beschrieben, stammt der Begriff der Gesundheitskommunikation aus dem englischen Sprachraum ab. Dabei ist das gesamte Spektrum der Gesundheitskommunikation im Bereich dessen zu suchen, was allgemein als Kommunikation verstanden wird, „...in dessen Rahmen die unterschiedlichsten Formen der Kommunikation über Gesundheit und Krankheit mit Hilfe verschiedener Vermittlungskanäle in einer Fülle unterschiedlicher Kontexte untersucht werden." (Kreps/Bonaguro/Query 1998 in Hurrelmann/Leppin 2001: 9)

Eine häufig gesehene Definition von „Gesundheitskommunikation" kommt von Regina Krause:

> „Unter Gesundheitskommunikation sollen hier alle kommunikativen Aktivitäten verstanden werden, die im Rahmen von Projekten zur Gesundheitsförderung durchgeführt werden [...]. Der Begriff schließt gleichzeitig eine Methoden- und Maßnahmenvielfalt ein, die aus den Bereichen Öffentlichkeitsarbeit, Public Relations und Werbung stammt." (Krause et al. 1989: 13)

Dieser Definition wird jedoch „...ein [zu] technisches Verständnis von Gesundheitskommunikation und eine Einschränkung des Begriffs auf den Bereich der Gesundheitsförderung, während in Nordamerika Health Communication als ein Überbegriff gefasst wird..." (Signitzer in Hurrelmann/Leppin 2001: 27) ...vorgeworfen.

6.7 Die Forschungsfelder der Gesundheitskommunikation

Als eine der Möglichkeiten die Forschungsfelder der Gesundheitskommunikation abzugrenzen, hat sich das Vier-Ebenen-Modell der Kommunikation als durchaus brauchbar erwiesen. (Vgl. Signitzer in Hurrelmann/Leppin 2001: 28) Dabei werden die vier Ebenen „intrapersonale Kommunikation", „interpersonelle Kommunikation", „Organisationskommunikation" und die Ebene der „Massenkommunikation" unterschieden, „...wobei es sich idealtypisch sowohl um Analyse- als auch um Diskursebenen handelt, in der Realität aber aufgrund der empirischen Ausrichtung der nordamerikanischen Health Communication - Forschung die Analyseebenen dominieren." (Signitzer in Hurrelmann/Leppin 2001: 28):

Ad „intrapersonale Kommunikation": In dieser Ebene geht es um kommunikative und psychische Prozesse, die mit Gesundheit und Krankheit zusammenhängen. Diese Prozesse finden innerhalb einer Person statt. Zum Beispiel: die Person macht sich Gedanken über ihren eigenen Gesundheitszustand.

> „Die Forschung in diesem Bereich ist vorwiegend psychologischer Provenienz; im Mittelpunkt steht die Frage, ob bestimmte Persönlichkeitsmerkmale eines Menschen ihn beispielsweise für bestimmte ungesunde Lebensweisen, Stresszustände oder inadäquate Strategien des Umgangs mit Krankheiten prädisponieren." (Signitzer in Hurrelmann/Leppin 2001: 29)

Kreps schreibt im „Communication Yearbook 24" zur intrapersonalen Kommunikation folgendes:

> „Intrapersonal health communication inquiry examines the internal mental and psychological processes that influence health care, such as the health beliefs, attitudes, and values that predispose individuals to particular health care behaviours and decisions […]." (Kreps o.J. in Gudykunst 2001: 234)

Zwei, mir im Zusammenhang mit dieser Arbeit, wichtige erscheinende Beispiele:

> „Wie unterscheidet sich das Kommunikationsverhalten der beiden Patienten-Persönlichkeitstypen (Typ A: ungeduldig, ehrgeizig, ‚coronary-prone'; Typ B: zurückhaltend, depressiv, ‚pain-prone')." (Signitzer in Hurrelmann/Leppin 2001: 29)

und

> „Welche symbolischen Bedeutungen werden vom Individuum den Dimensionen ‚Gesundheit' und ‚Krankheit' generell und mit Bezug auf seine eigene Person gegeben – und welche Auswirkungen auf Kommunikation und Gesundheitsverhalten (zum Beispiel die Entscheidung, einen Arzt aufzusuchen) sind damit verbunden?" (Signitzer in Hurrelmann/Leppin 2001: 29)

Ad „interpersonelle Kommunikation": In dieser Ebene steht der Austausch von Informationen im Vordergrund. Damit soll der Status der Gesundheit eruiert und die Behandlung festgelegt werden. Weiters hat die interpersonelle Kommunikation eine emotionale Funktion in Form von Trost und Unterstützung. (Vgl. Signitzer in Hurrelmann/Leppin 2001: 29)

> „Als Hypothese steht im Raum, dass Quantität und Qualität dieser Kommunikation medizinische Folgen haben können. Die Kommunikation Arzt-Patient hat traditionell im Zentrum des Forschungsinteresses gestanden, unter Vernachlässigung von kommunikativen Beziehungen etwa zwischen Arzt-Arzt, Arzt-Pflegepersonal, Patient-Patient usw." (Signitzer in Hurrelmann/Leppin 2001: 29)

Ähnlich schreibt auch Kreps, wenn er sagt, dass…

„...interpersonal health communication inquiry examines relational influences on health outcomes, focusing on provider consumer relationships, dyadic provision of health education, therapeutic interaction, and the exchange of relevant information in health care interviews [...]. (Kreps o.J. in Gudykunst 2001: 234)

Ein für diese Arbeit wichtiges Beispiel wäre folgendes:

„Therapeutische Kommunikation: Hier geht es einerseits um die Untersuchung von Kommunikationsmustern im Kontext von Psychotherapien im engeren Sinn, andererseits – und vorrangig – um die Identifikation von Strategien in Kontexten von interpersoneller Gesundheitskommunikation, in denen therapeutische Elemente (zum Beispiel Einsichten in die persönliche Situation, Problemlösung, Neuorientierung usw.) auftreten – vom ärztlichen Gespräch bis hin zum Laiengespräch über medizinische Fragen etwa beim Frisör oder im Familienkreis." (Signitzer in Hurrelmann/Leppin 2001: 29)

Diese beiden Ebenen sind, was das Thema dieser Arbeit betrifft sicherlich die wichtigeren, trotzdem möchte ich der Vollständigkeit halber die beiden andern Ebenen noch kurz beschreiben:

Ad „Organisationskommunikation":

Hierbei geht es hauptsächlich um die Erkenntnis, dass das Gesundheitswesen zunehmend von Organisationen (Krankenhäusern, Versicherungsorganisationen,...) geprägt wird und dadurch auch deren Ansichten Einfluss auf die Gesundheitskommunikation haben. (Vgl. Signitzer in Hurrelmann/Leppin 2001: 30) Vergleiche dazu auch Kreps 1993:

„Organizations (such as hospitals, medical centres, nursing homes, clinics, health maintenance organizations, hospices, etc.) are the primary sites for formal health care delivery in the modern health care system. Health care organizations provide both health care services and relevant health care information to the public, serving both health care treatment and information dissemination functions. Communication ist he primary means by which many different interdependent groups of people that must work together to accomplish health care goals are coordinated within and between complex health care organizations." (Kreps 1993: 99)

Im Fokus des Forschungsinteresses liegt meist die Hypothese, dass „...Krankenhäuser zunehmend bürokratische Strukturen angenommen haben, um ihre komplexer gewordenen internen wie externen Beziehungen zu gestalten. Die Koordination von differenzierten menschlichen Verhaltensweisen und eingesetzten technischen Apparaten erfordere Kommunikation." (Signitzer in Hurrelmann/Leppin 2001: 30)

Ad „Massenkommunikation":

Auf dieser Ebene der Gesundheitskommunikation spielen die Massenmedien eine große Rolle. Seit den siebziger Jahren spielen die Massenmedien zumindest in den USA neben dem Hausarzt eine wichtige Rolle bei der Informationsbeschaffung in medizinischen Fragen. (Vgl. Signitzer in Hurrelmann/Leppin 2001: 30) Da die Ebene

„Massenkommunikation" jedoch nur sehr wenig mit dem Inhalt dieser Arbeit zu tun hat, möchte ich es bei dieser kurzen Beschreibung belassen.

7. unterschiedliche Ansätze beziehungsweise Sichtweisen der Gesundheitskommunikation

Nach den einleitenden Kapiteln dieser Arbeit, welche hauptsächlich dazu dienten, auf das Thema hinzuführen und unter anderem einige Merkmale der menschlichen Kommunikation zu erklären, sollen in diesem Kapitel nun zunächst die verschiedenen Sichtweisen der Gesundheitskommunikation kurz angesprochen und ihre Besonderheiten und Unterschiede zueinander erklärt werden, um dann in weiterer Folge auf den „narrativen Ansatz", der ja das eigentliche Thema dieser Arbeit darstellt, noch näher einzugehen.

In der Gesundheitskommunikation können verschiedene Ansätze beziehungsweise Sichtweisen unterschieden werden, wobei die beiden ersteren nachfolgend nur schematisch erklärt werden:

- der Informationsansatz
- der Persuasionsansatz
- der narrative Ansatz

7.1 Der Informationsansatz

Wie der Name schon annehmen lässt, geht es in diesem Ansatz um Information. In diesem Fall um die Verbreitung gesundheitsbezogener Information. Dies kann einerseits durch ein Individuum, aber auch durch eine Organisation oder ein Massenmedium (Fernsehen, Radio) erfolgen. Und auch die Empfänger können wiederum eine Einzelperson, eine Organisation oder auch ein Massenpublikum sein. (Vgl. Signitzer in Hurrelmann/Leppin 2001: 26) Wobei man hier im täglichen Gebrauch gar nicht so weit im Sinne von Massenmedien etc. greifen muss. Denn meist geht es um die Frage: Welche Möglichkeiten hat der Arzt/Therapeut, sich beim Patienten verständlich zu machen. Was kann er tun, damit seine Botschaften beim Patienten ankommen? Denn der Arzt/Therapeut trägt die Verantwortung für das Gelingen der Kommunikation.

7.2 Der Persuasionsansatz

Bei diesem Ansatz geht es darum, den Patienten, aber, je nach Kampagne, mitunter auch Teile der Gesellschaft, zum Umdenken zu bewegen. Sei dies nun präventiv oder im Zuge einer Therapie, wobei der Hauptfokus auf der Prävention liegt. Dazu auch Signitzer in Hurellmann/Leppin:

> „Der sozialpsychologisch orientierte Persuasionsansatz liefert keine Definition von Health Communication im engeren Sinn; vielmehr wird der Kern von Gesundheitsproblemen (und möglicher Lösungen) im präventiven Bereich gesehen, wobei sich die Verantwortung sowohl auf das Individuum als auch auf die Gesellschaft (Gesundheitspolitik) verlagert. Als Analyseeinheit für Persuasionsforschung (und –praxis) werden zunehmend die kulturellen Wertsysteme (Kontext), in denen sich das Individuum gesundheitsschädigend verhält, gesehen – und weniger das Individuum in seinem Verhalten selbst." (Signitzer in Hurrelmann/Leppin 2001: 26)

7.3 Der narrative Ansatz (Patientenschilderungen)

Von Pettegrew (1988) wurde dieser Ansatz als eine mögliche Vervollständigung oder auch Alternative zu den beiden anderen, den Informations- und den Persuasionsansatz gesehen. Dabei wird der Mensch al „homo narrans" gesehen – als Mensch der Geschichten erzählt. (vgl. Signitzer in Hurrelmann/Leppin 2001: 27):

> „Durch Storytelling werde nicht nur das Individuum sozialisiert, sondern auch der gesellschaftliche Prozess insgesamt vorangetrieben. Solcherart werden Storys zur primären Analyseeinheit in der Humankommunikation – so etwa auch auf den unterschiedlichen Ebenen der Gesundheitskommunikation." (Signitzer in Hurrelmann/Leppin 2001: 27)

Ähnlich schreiben auch Kreps/Thornton:

> „Stories also connect people to shared ideologies and logics by given them in common means for interpreting and discussing history and life experiences, as well as providing common frameworks for predicting the future." (Kreps/Thornton 1992: 36f.)

Und weiter:

> „Stories are fundamental communication medium, a creative communication structure for connecting ideas together to make sense of what might otherwise be insensate (unconnected and confusing). Not only do stories make sense out of nonsense, but they can make sense in [...] educational ways, thereby [...] increasing the impact of the messages on the audience. [...] We believe that stories can bring concepts to life, can help to illustrate health care situations dramatically, [...]." (Kreps/Thornton 1992: 37)

Dies soll jedoch nur einen kurzen Überblick über den narrativen Ansatzes bieten. Theresa L. Thompson, aber auch der schon von mir zitierte Gary L. Kreps und Barbara C. Thornton, haben sich in einigen literarischen Werken eingehender mit dieser Thematik auseinandergesetzt. Auf deren Überlegungen, vor allem auf die von Frau Thompson, will ich in meinen nun folgenden Ausführungen näher eingehen.

8. Der narrative Ansatz der Gesundheitskommunikation nach Teresa L. Thompson

Wie im vorhergehenden Unterkapitel 7.3, Seite 18 dieser Arbeit, schon angesprochen, geht es im „narrativen Ansatz" um Schilderungen, Erzählungen, Geschichten von Patienten über deren Krankheiten oder die Ursachen ihrer Erkrankungen. Die Aufmerksamkeit bezüglich des narrativen Ansatzes in der Gesundheitskommunikation begann mit der begrifflichen Unterscheidung zwischen...

> „[...] disease [im Original kursiv], defined as organic malfunctions and pathological processes whose signs and symptoms typically can be observed and quantitatively assessed; and illness [im Original kursiv], the patient's experience of disease o rill health [...]. Ahmed, Kolker, and Coelho (1979), among others, posited a third concept, sickness [im Original kursiv], to talk about the labels, roles, and societal expectations projected onto diagnosed individuals." Sharf/Vanderford in Thompson/Dorsey/Miller/Parrott 2003: 14

Dabei ist Krankheit das Phänomen, welches Seitens der Fachleute in der Gesundheitskommunikation untersucht wird. Es wird überprüft, wie Individuen und teilweise auch Gruppen ihre Erfahrungen von „Krankheit" in spezifischen, individuellen Zusammenhängen sehen. (Vgl. Sharf/Vanderford in Thompson/Dorsey/Miller/Parrott 2003: 14)

> „Narrative-based investigations extend the discussion of health and disease beyond the biomedical to encompass the meaning that patients ascribe to their illnesses as they affect roles, relationships, and identities, as well as levels of meaning that reflect social, organizational, ethno cultural, and familial assumptions and influences." (Sharf/Vanderford in Thompson/Dorsey/Miller/Parrott 2003: 14)

Dass beim narrativen Ansatz die verbale Kommunikation zwischen den Menschen die tragende Rolle spielt liegt auf der Hand. Im Kapitel 6.1, Seite 5 dieser Arbeit und den darauf folgenden Kapiteln, wurde der Vorgang der Kommunikation schon eingehend beschrieben. Nun sollen die gesundheitskommunikativen Aspekte der Kommunikation näher beleuchtet werden um dann in weiterer Folge auf die verschiedenen Funktionen des narrativen Ansatzes ein zu gehen.

8.1 Kommunikation als Prozess

Die Soziologen Peter Berger und Thomas Luckmann definierten 1966 die Konstruktion von Realität als logisches Endergebnis von sozialer Realität und der Existenz des Individuums in dieser Realität. Anders ausgedrückt: Realität ist ein auf Symbolen basierendes Zusammenspiel aus gesellschaftlich anerkanntem Wissen und der individuellen Interpretation dieses Wissens. Die soziale Konstruktion der Realität wird dabei durch Sprache ausgedrückt und zwischen den Menschen und Gesellschaften verbreitet, gesammelt und als „Geschichte" konserviert. (Vgl. Sharf/Vanderford in Thompson/Dorsey/Miller/Parrott 2003: 10) Dabei ist laut Robert L. Scott wichtig, dass jedes menschliche Individuum diese, „seine" Realität anders wahr nimmt als das jeweils andere. Übereinstimmung oder besser eine Annäherung dieser zahlreichen „individuellen Realitäten" erlangt der Mensch durch den Prozess der Kommunikation. Dieser Meinung waren nicht alle Forscher welche mit dieser Thematik in Zusammenhang gebracht werden können.

„One group of disputants claims that rhetoric is an inadequate vehicle for truth (e.g., Croasman&Cherwitz, 1982), whereas another group holds that all knowledge, even our understanding of physical objects, is created through language and intersubjective consensus (Brummett, 1976, 1982)." Sharf/Vanderford in Thompson/Dorsey/Miller/Parrott 2003: 10

Ein mittlerer Weg wurde von Railsback (1983) beschrieben. Sie war der Meinung, ...

„[...] that material reality is separate from language but not meaningful without symbolic interpretation. Her outlook provides a framework for examining the tension between material reality and the symbolic representation of health, illness, and diseases." (Sharf/Vanderford in Thompson/Dorsey/Miller/Parrott 2003: 10)

Im Zusammenhang mit Gesundheit, Krankheit und ärztlicher Betreuung wurde die medizinische Kommunikation in zwei Arten von Diskursen unterteilt.

„The first kind uses objective [im Original kursiv] language to present traditional, biomedical information about organic, verifiable, measureable signs of disease conveyed in the authoritative voices of physicians and other health providers, evidenced by clinical signs, laboratory tests, imaging, and other technologies. The second kind uses subjective [im Original kursiv] language to talk about the internal, nonverifiable experience of illness, of being in dis-ease." (Sharf/Vanderford in Thompson/Dorsey/Miller/Parrott 2003: 11)

Arntson und Droge haben den narrativen Ansatz wiederum in dessen Funktionen für den Patienten unterteilt. Dabei soll der narrative Ansatz den Patienten helfen (vgl. Sharf/Vanderford in Thompson/Dorsey/Miller/Parrott 2003: 16):

- „Sinn" hinter Gesundheit und Krankheit zu sehen = der narrative Ansatz als „Sinn-Macher"
- Die „Kontrolle" inmitten des physischen und psychischen Verlusts zu bewahren = Der narrative Ansatz als „Kontrollerhalter"
- Die „Umwandlung der Identität und der sozialen Rolle" der Person durch die Krankheit = Der narrative Ansatz als "Identitätswandler"
- Um „Entscheidungen" zu treffen = Der narrative Ansatz als „Garantie für Entscheidungen"

Eine fünfte Funktion des narrativen Ansatzes sehen Sharf/Vanderford in der

- Möglichkeit des Aufbaus von Gemeinschaften = Der narrative Ansatz um „Gemeinschaften aufzubauen"

Auf diese fünf Funktionen des narrativen Ansatzes soll in weiterer Folge nun näher eingegangen werden.

8.2 Der narrative Ansatz als „Sinn-Macher"

Die meisten Untersuchungen im Bereich des narrativen Ansatzes fokussieren dessen „Sinnmachende" Funktionen. Dabei geht es mehr oder weniger um die Fähigkeit, durch die Erzählungen, verschiedenen Situationen in die die erkrankte Person gekommen ist, beziehungsweise die Reaktionen, welche die kranke Person bei andere Menschen ausgelöst hat, aber natürlich auch der Krankheit selber und den damit verbundenen Schmerzen, den möglichen Tod durch die Krankheit, durch das Gespräch (die Erzählung) aufzuarbeiten und diesen Situationen/der Krankheit dadurch „Sinn" zu geben. Anders ausgedrückt: es wird versucht, mit Hilfe der Erzählungen und Geschichten der Patienten, chaotische oder verwirrende Situationen des täglichen Lebens zu meistern. (Vgl. Sharf/Vanderford in Thompson/Dorsey/Miller/Parrott 2003: 16f.)

Sharf/Vanderford verweisen hierbei auf Karl Weik, Psychologe an der Universität von Michigan, der den Vorgang der „Sinnerzeugung" wie folgt beschreibt:

„Leute wissen, was sie denken, wenn sie sehen, was sie sagen."

Karl E. Weick (Wikipedia: online)

Weick versteht unter Sinnerzeugung weit mehr als die reine Interpretation des gehörten. Vielmehr erzeugt diese Sinngebung eine eigene Realität. Sinnerzeugung findet ...

„...immer im Rückblick statt, als unablässiges Zusammenweben von Sinn aus Glauben, unausgesprochenen Annahmen, Erzählungen, unausgesprochenen Regeln für die Entscheidungsfindung und den daraus resultierenden Handlungsoptionen. Einmal in Worte gefasst, verändern sich die Inhalte wieder, weil Worte nur unvollständige Container für Sinn sind und der sinnerzeugende Prozess über die Worte in eine andere Richtung gelenkt wird. Zudem wird Sinn über die selektive Wahrnehmung, wo einzelne Teile der Wirklichkeit unterschiedlich (oder gar nicht) wahrgenommen werden, noch weiter verändert." (Wikipedia: online)

In einer solchen Welt müssen Festlegungen immer wieder...

„...neu begründet werden. Es entsteht ein endloser Strom von sinnerzeugenden Begründungen, am offensichtlichsten während Sitzungen, die Weick als sinnerzeugende Gelegenheiten betrachtet. Nur diejenigen, die zur Sitzung kommen, können dem komplexen erzeugten Sinn folgen." (Wikipedia: online)

Dabei unterscheidet Weick sieben Merkmale der Sinnerzeugung in Organisationen. Sinnerzeugung...

1. „[...] basiert auf der *Konstruktion des Selbst*, weil die Selbstwahrnehmung immer wieder neu erzeugt wird.
2. ist *retrospektiv* (zurückblickend), ein nicht enden wollender Prozess der Vergangenheitsverarbeitung
3. *produziert eine rationale Umgebung*, weil Menschen den Sinn ihrer eigenen Welt erzeugen. Indem sie das tun, erzeugen sie auch gleichzeitig einen Teil dieser Welt, produzieren also rekursive Realität - bis die Welt „Sinn ergibt". Ein Produzent, der sich selbst als Monopolist betrachtet verhindert durch die Selbstwahrnehmung die Wahrnehmung von möglichen Konkurrenzprodukten. Diese sind *irrational*, sie ergeben keinen Sinn".
4. ist *sozial*, weil sie aus den Interaktionen der Menschen einer Organisation entsteht.
5. ist *kontinuierlich*, da sie nie anfängt oder endet, immer im Fluss.
6. *konzentriert sich auf Hinweise* und wird aus Hinweisen erzeugt, d.h. dass von vertrauten Referenzpunkten ausgegangen wird. Die Kontrolle über diese Referenzpunkte ist eine Machtquelle, weil die Sinnerzeugung anderer von den Referenzpunkten abhängt.
7. wird *mehr von Plausibilität als von Genauigkeit* getrieben, da Menschen nach dem handeln, was ihnen plausibel erscheint, unabhängig davon, ob man es messen kann." (Wikipedia: online)

Vergleiche zu vorangehender Aufzählung von Weick auch Sharf/Vanderford in Thompson/Dorsey/Miller/Parrott 2003: 16f., welche Aspekte aus dieser Aufzählung in den „narrativen Ansatz als Sinnmacher" übernommen haben. Dabei sei, in Anlehnung an Weick,...

„...sense-making [...], among other things, retrospective (is affected by our past experiences); emergent (needs to take into account new experiences); interactive (is influenced by social relations and information gained from others); and driven by plausibility [...]." (Sharf/Vanderford in Thompson/Dorsey/Miller/Parrott 2003: 17)

Ein wichtiger Punkt an diesem Ansatz ist die Tatsache, dass zwischen der erlebten Situation und der Erzählung mitunter eine längere Zeitspanne liegt. Dies ermöglicht dem Erzähler eine überprüfende Position bezüglich des Vorfalles, welche ihm zum Zeitpunkt des selbigen nicht möglich gewesen wäre. (Vgl. Sharf/Vanderford in Thompson/Dorsey/Miller/Parrott 2003: 17)

„Storytellers can interpret events, ascribe meanings, justify actions, and make links in retrospect that are less likely to be discerned when the narrator experiences events in real time. Although the sense-making role of storytelling is apparent in accounts in which illness does not occur, this function is especially significant for patients whose lives have been altered by the suffering that results from severe chronic or acute disease or disability." (Sharf/Vanderford in Thompson/Dorsey/Miller/Parrott 2003: 17)

8.3 Der narrative Ansatz als „Kontrollerhalter"

Ein weiterer Bereich des narrativen Ansatzes ist seine Funktion im Sinne eines „Kontrollerhalters". Problematisch bei Erkrankungen ist nicht nur die Krankheit an sich, sondern oft auch der damit einhergehende Verlust an Autonomie, der Selbstbestimmung des Patienten über sein eigenes Leben. Schwere und chronische Erkrankungen werden oft von körperlichen Einschränkungen begleitet. Zum Beispiel ist die erkrankt Person nicht mehr so mobil oder die Krankheit ist durch lange Liegezeiten gekennzeichnet. Dies kann wiederum zum Verfall sozialer Beziehungen führen, da den Patienten ein normaler Tagesablauf mit Arbeit, sozialen Kontakten und Unternehmungen verwehrt ist. Mitunter wird durch die Krankheit auch die finanzielle Situation des Erkrankten schlechter. Der Hauptfokus im Leben des Erkrankten liegt nun auf Schmerzminderung und Rehabilitation. (Vgl. Sharf/Vanderford in Thompson/Dorsey/Miller/Parrott 2003: 19f.) Man kann sagen, dass die erkrankte Person nicht nur körperliche Probleme hat. Sie hat auch keine „Stimme" mehr in der Gesellschaft:

> „Assuming that authorship allows individuals with health problems to reassert some control in the midst of multiple losses, Frank (1995) explained that ,seriously ill people are wounded not just in body but in voice. They need to become storyteller in order to recover the voices that illness and ist treatment often take away' Turning one's experiences into a narrative creates order by placing previously unexplainable events into relationships." (Sharf/Vanderford in Thompson/Dorsey/Miller/Parrott 2003: 20)

Diese „Stimmlosigkeit" erfahren Patienten oft, wenn ihrem Willen nicht entsprochen wird und zum Beispiel trotz der eindeutigen Bitte des todkranken Patienten, ihn nach einem Herzstillstand nicht zu reanimieren, dieser Bitte Seitens der Ärzteschaft nicht entsprochen wird. Diese „Geschichten" können dazu beitragen, dem Arzt den Zustand des Patienten besser verständlich machen und dessen Willen als den Willen eines rational denkenden Menschen zu akzeptieren. (Vgl. Sharf/Vanderford in Thompson/Dorsey/Miller/Parrott 2003: 20f.)

> „[...] narrative form puts the ,I' back into a person's understanding his or her life. Rather than silently comply with the initiatives and orders of others, the patient narrator asserts him- or herself as agent: , The actual narration of a story, saying the words in the appropriate form, makes a place in the world for [the] narrator' (Churchill & Churchill 1982, 77 in Sharf/Vanderford in Thompson/Dorsey/Miller/Parrott 2003: 21)

8.4 Der narrative Ansatz als "Identitätswandler"

Der narrative Ansatz kann auch als „Identitätswandler", die Transformation der bisher gelebten Identität in eine andere, gesehen werden. Wobei in diesem Zusammenhang der narrative Ansatz sowohl als Auslöser zu Erkennung des Problems – ohne das gesräch wäre das Problem mitunter gar nicht ans tageslicht gekommen – als auch als

Therapiemöglichkeit gesehen werden kann. Durch eine schwere Krankheit kann das Selbstimage der erkrankten Person durch sie selbst oder ihre Umgebung in Frage gestellt werden und mitunter durch ein neues Image ersetzt werden. Dies kann unterschiedlich erfolgen, sei es nun in der Änderung der Funktion, welche diese Person bisher in der Gesellschaft oder Beziehung ausgeübt hat und nun einen anderen Weg eingeschlagen hat oder auch in der bloßen Einschränkung der bisherigen Tätigkeiten. (Vgl. Sharf/Vanderford in Thompson/Dorsey/Miller/Parrott 2003: 21f.)

> „Chronic illness often disrupts a person's previously established self-image. [...] As individuals experience dramatic changes in their health and ‚realize the crisis has lasting consequences for their lives' [...] they also face ‚identity dilemmas', including changes in roles, relationships, social circles, and activities." (Sharf/Vanderford in Thompson/Dorsey/Miller/Parrott 2003: 21)

Wobei eingeschränkt werden muss, dass in diesem Zusammenhang ignorieren, herunterspielen der Erkrankung, das Zurückziehen der Person oder ähnliche Reaktionen ebenfalls stattfinden können. (Vgl. Sharf/Vanderford in Thompson/Dorsey/Miller/Parrott 2003: 22) Hier wird somit vom Idealfall ausgegangen.

Mögliche Arten der Veränderung:
➤ Veränderung der Identität
  Ein Beispiel für die Veränderung der Identität durch einen schwere Krankheit oder Behinderung war der ehemalige Hollywoodstar Christopher Reeve. Durch einen Reitunfall von den Halswirbeln abwärts gelähmt, vollzog er die Identitätswandlung vom Schauspieler zum Querschnittsgelähmten Ex-Supermann der Leinwände hin zum nationalen Gesundheitsaktivisten für Querschnittsgelähmte.
➤ Veränderung der Rolle in einer Beziehung
  Hierfür wäre die Veränderung eines Ehemanns in seiner sexuellen Beziehung zu seiner Frau durch Prostatakrebs ein Beispiel.
➤ Veränderung der persönlichen Lebensziele

> „Adaption in this sense involves a close re-examination of one's goals, expectations, and terms of self-acceptance. Therefore, illness narratives may convey personal identity both through repetitive patterns and changes in actions and choices involving struggle, surrender, and accommodation to alterations in one's capacities." (Sharf/Vanderford in Thompson/Dorsey/Miller/Parrott 2003: 22f.)

Vergleiche dazu auch Ott-Anderson/Geist-Martin:

> „Facing the possibility of death associated with a critical illness produces an emotional life-changing experience for those affected by its anguish. When an individual receives the news that his or her time may be limited, attitudes change, questions are asked, and emotions heighten, not only fort he patient but also for family and friends." (Ott-Anderson/Geist-Martin 2003: 133f.)

Wichtig bei diesem Transformationsprozess ist jedoch, dass...

„...the self revealed during a serious illness may prove to be a complex mix of continuity and transformation. Not surprisingly, the storytelling process allows for various facets of one's identity to be expressed." (Sharf/Vanderford in Thompson/Dorsey/Miller/Parrott 2003: 23)

Wie weiter oben in diesem Kapitel schon festgestellt: natürlich geht man vom „Besten" aus. Davon, dass Personen durch eine Krankheit zu „besseren Menschen" transformieren. Dass dieser Transformationsvorgang in jedem Fall ein positives Ende nimmt. Davon kann jedoch nicht a priori ausgegangen werden.

Eine Steigerung dazu würde die Verhaltensänderung jener bedeuten, die die Geschichte des Erzählers hören.

„Some of the best-told and most insightful illness narratives not only prove helpful in strengthening the teller's capacity for dealing with illness-related problems but also awaken listeners or readers to issues that they may not have been aware of or that they attempting to deal with in their own lives." (Sharf/Vanderford in Thompson/Dorsey/Miller/Parrott 2003: 23)

8.5 Der narrative Ansatz als „Garantie für Entscheidungen"

Der narrative Ansatz als „Garantie für Entscheidungen" ermöglicht einer erkrankten Person, die Entscheidungen, welche sie für sich in einer bestimmten Situation getroffen hat, im Gespräch zu analysieren, zu bewerten und aufzuarbeiten. Dabei wird durch die Tatsache, dass zwischen dem reflektieren der erlebten Situationen durch die Erzählung und den Situationen selbst eine gewisse Zeit vergangen ist, dem Erzähler ermöglicht, die erlebten Situationen mit dem dafür nötigen Abstand zu sehen. Dieser Abstand (vergleiche dazu Kapitel 8.2, Seite 22f. dieser Arbeit) ist insofern wichtig, als dass die Situationen und die in diesen Situationen vom Erkrankten gesetzten Entscheidungen diese Situationen zu bewältigen, schließlich in „gut", „schlecht" und „besser" oder „weniger gut" einteilbar sind. Dabei kann es sich sowohl um Situationen handeln welche die Rehabilitation des Erkrankten betreffen, als auch um Situationen des täglichen Lebens, beziehungsweise ist es durchaus möglich, dass sich diese beiden Situationen überlappen. (Vgl. Sharf/Vanderford in Thompson/Dorsey/Miller/Parrott 2003: 25f.)

„When more than one person is involved in the health care decision-making process, then the issue of co-construction or overlapping stories frequently comes to the fore. Earlier we referred to the dichotomy that often arises between the voice of medicine and the voice of the lifeworld. Thus, in medical consultations, a negotiated story that interweaves elements of both the patient's and the practitioner's distinct narratives is sometimes needed in order to arrive at a care management plan acceptable to both parties." (Sharf 1990 in Thompson/Dorsey/Miller/Parrott 2003: 26)

Die Geschichte einer erkrankten Person zu verstehen, stellt den Schlüssel dazu dar, die Entscheidungen zu verstehen, welche diese Person trifft, getroffen hat oder in Zukunft treffen wird. (Vgl. Sharf/Vanderford in Thompson/Dorsey/Miller/Parrott 2003: 26)

8.6 Der narrative Ansatz um „Gemeinschaften aufzubauen"

Die vorher erwähnten Ansätze beschäftigen sich primär mit den Krankheiten einer Person und den Erzählungen welche sich daraus ergeben. Diese Erzählungen wiederum haben bestimmte Auswirkungen auf den Erzählenden und manchmal sogar auf Dritte, wenn diese durch diese Erzählungen in ihren Handlungen beeinflusst werden. In nachfolgendem narrativem Ansatz geht es darum mit Hilfe des selbigen „Gemeinschaften aufzubauen". Dieser narrative Ansatz baut auf der Symbolischen Konvergenz Theorie von Ernest Bormann auf. (Vgl. Sharf/Vanderford in Thompson/Dorsey/Miller/Parrott 2003: 26f.) Diese Methode ermöglicht...

> „...a promising method of looking at small group interaction and cohesiveness. When individuals who are not familiar with each other come together for the sake of achieving a common goal, be it a group in an organization or students working on a school project, the symbolic convergence theory presents an understandable and generally accurate stance on how cohesiveness within the group is attained." (Young 1998: online)

Die symbolische Konvergenz Theorie basiert auf der Idee,...

> „...that members in a group must exchange *fantasies* in order to form a cohesive group. In this theory, a fantasy does not refer to fictitious stories or erotic desires. Fantasies are stories or jokes that contain or reveal emotion. Fantasies include events from a group member's past, or an event that may occur in the future. Fantasies do not include any communication that focuses on what is going on inside of the group. For example, Bob is a member of a team in an advertising agency and brings up an idea for a possible advertisement. Bob is not expressing a fantasy, because he is discussing the work at hand. However, if Bob admits he is going shopping after work to buy his son a bike for his seventh birthday, then he has expressed a fantasy." (Young 1998: online)

Wenn man die Theorie der Symbolischen Konvergenz nun auf den narrativen Ansatz umlegt, dann ergeben sich drei gemeinschaftsfördernde Funktionen aus den Erzählungen:

- Sie helfen unterschiedlichsten Personen mit gleichen oder ähnlichen Erkrankungen sich gegenseitig zu unterstützen: sowohl face-to-face als auch Online-Chat-Gruppen verbindet die Teilnehmer durch die Verwendung des gleichen Vokabulars, das Vorhandensein ähnlicher Interessen und das Leben mit ähnlichen Verhaltensregeln. Gemeinschaften wie diese ermöglichen den Mitgliedern ihre kommunikativen und sozialen Bedürfnisse durch die große Bandbreite an Informationen zu decken.

- durch steigende öffentliche Aufmerksamkeit wird der Erfahrungsaustausch über verschiedene Krankheiten gefördert:

> „The sense of community emanating from outgoing support groups and residential organizations is focused on participants who choose to identify with the goals and activities of those groups. Community building may also be assisted through popular dramatizations that serve as outreach to people who might otherwise never perceive themselves as identified with a common set of health concerns. There are any number of excellent examples of media portrayals that raise public consciousness about the difficulties of living with serious and/or chronic disease." (Sharf/Vanderford in Thompson/Dorsey/Miller/Parrott 2003: 27)

Ein Beispiel hierzu wäre der Film „Philadelphia" mit Tom Hanks in der Hauptrolle des an AIDS erkrankten Anwalts. (Vgl. Sharf/Vanderford in Thompson/Dorsey/Miller/Parrott 2003: 27)

- und sie liefern Diskurse mit hohem Erinnerungswert für Fürsprecher: Ziel hierbei ist es öffentliche Förderungen und Unterstützungen zu bekommen beziehungsweise diese zu erhöhen, oder Politiker zu animieren. Persönliche Erlebnisse von „gelebter Krankheit" welche von betroffenen Persönlichkeiten des öffentlichen Lebens erzählt wurden (Anm.: Beispielsweise der schon weiter oben in dieser Arbeit erwähnte Christopher Reeve) halfen und helfen Politiker aber auch die breite Öffentlichkeit für ein bestimmtes Thema wachzurütteln. (Vgl. Sharf/Vanderford in Thompson/Dorsey/Miller/Parrott 2003: 27)

9. Beantwortung der Forschungsfragen

9.1 Welche Arten von Ansätzen können unterschieden werden und welcher davon scheint der in der Medizin am meisten gebrauchte zu sein?

Wie schon in Kapitel 7, Seite 17 dieser Arbeit beschrieben können in der Gesundheitskommunikation 3 Ansätze unterscheiden werden:

- Der Informationsansatz
- Der Persuasionsansatz
- Der narrative Ansatz

Jeder dieser Ansätze hat seinen eigenen „Aufgabenbereich". Eine Wertung im Sinne von besser - schlechter beziehungsweise sinnvoller - weniger sinnvoll ist eigentlich nicht möglich. Was jedoch möglich ist, ist zu unterscheiden, welcher dieser Ansätze eher und welcher weniger oft zum Einsatz kommt/kommen könnte. Dies liegt hauptsächlich im Aufwand, der jedem dieser Ansätze zu Grunde liegt. Der Informationsansatz ist wahrscheinlich der am häufigsten gebrauchte. Er drückt unter anderem die klassische Arzt-Patienten-Beziehung aus. Der Arzt informiert den Patienten über dessen Krankheit, dieser rezipiert das Gesagte und baut dies in seine Rehabilitation ein. Oder es handelt sich um klassische Informationskampagnen.

Seltener – aber bedingt durch das mittlerweile vollkommen überlastete Gesundheits- und Sozialwesen in Zukunft wahrscheinlich immer häufiger anzutreffen – ist der Persuasionsansatz. Mit ihm wird anhand von Kampagnen (zum Beispiel: Raucheraufklärungskampagne) im Vorfeld versucht, Personen zum Umdenken oder gar zu einer Verhaltensänderung zu bewegen.

Und schließlich der narrative Ansatz: Sein Hauptproblem liegt im Zeitaufwand der häufig mit ihm verbunden ist. Der Patient erzählt seinem Arzt/Therapeuten über seine Gebrechen. Nun liegt es primär am Arzt/Therapeuten inwieweit dieser bereit ist, mit seinem Patienten zu kommunizieren, zuzuhören und aus dem Gehörten auf die Krankheiten rück zu schließen. Dies ist jedoch im Sinne einer sinnvollen Therapie unumgänglich, um gezielt und individuell und schließlich (dazu mehr in nachfolgender Forschungsfrage) vielleicht auch kostengünstiger therapieren zu können.

9.2 Welche besondere Stellung nimmt der narrative Ansatz dabei ein?

Aufgrund der von mir getätigten Untersuchungen am narrativen Ansatz, kann ich sagen, dass dieser eine besondere Stellung in der Gesundheitskommunikation einnimmt. Dies

a) durch den, verglichen zu den anderen Ansätzen der Gesundheitskommunikation, sehr starken persönlichen Kontakt zwischen dem Erkrankten und der therapierenden Person und

b) dem daraus (wahrscheinlich) folgenden wesentlich höheren Zeitaufwand durch diese Therapieform.

Das schon im Kapitel 6.4.2, Seite 11 dieser Arbeit beschriebene partizipative Muster der Therapie ist das, was den narrativen Ansatz auszeichnet. Der Arzt/Therapeut geht auf den Erkrankten ein. Er versucht gemeinsam mit dem Erkrankten eine Lösung für seine Krankheit zu finden und somit ist der Erkrankte auch „…an der Erarbeitung der Konsequenzen für das eigene Gesundheits- und Krankheitsverhalten beteiligt. Der Patient entscheidet als ‚mündiger Bürger', inwieweit er den Anweisungen des Gesundheitsexperten folgt." (Reibnitz/Schnabel/Hurrelmann 2001 in Hurrelmann 2001: 12) Dies erscheint zunächst mit mehr Aufwand und somit auch mit höheren Kosten verbunden zu sein. Jedoch traue ich mich an dieser Stelle zu behaupten, dass

1) auf längere Sicht genau das Gegenteil der Fall sein wird. Ein anfangs höher erscheinender zeitlicher Aufwand relativiert sich mitunter wieder durch die nachfolgende gezieltere Therapierung der Erkrankung und der daraus resultierenden (hoffentlich) früheren Genesung des Erkrankten. Diese Annahme ist spekulativ erscheint mir jedoch bei genauerer Betrachtung als logische Schlussfolgerung.

2) Weiters können die im Kapitel 8.1, Seite 21 dieser Arbeit aufgezählten und in den darauffolgenden Kapiteln näher beschriebenen „Effekte" des narrativen Ansatzes ebenfalls eine für sich gesehen durchaus therapeutische Wirkung – und somit genesungsunterstützende Funktion – auf die Krankheit einer Person haben. Dies hat nun wiederum einerseits den Vorteil, dass die Psyche des Patienten vermutlich stärker sein wird, denn von einer Person, die nicht in den Rehabilitationsablauf der eigenen Erkrankung integriert wird. Andererseits können die Belegungszeiten der Betten und die Kosten der Therapien in einzelnen Fällen sicherlich minimiert werden. Ein Faktor, welcher in Zeiten wie diesen, in denen das Gesundheitssystem der Nationen stark überlastet ist, sicherlich nicht uninteressant ist.

9.3 Welchen besonderen Nutzen hat dieser in der Gesundheitskommunikation?

Diese Frage wurde eigentlich durch die Ausführungen in der Beantwortung der vorhergehenden Frage 9.1 schon beschrieben. Es handelt sich (mindestens) um einen Doppelnutzen – sowohl für die Gesundhitseinrichtungen als auch für den Patienten selbst. Nochmals kurz zusammengefasst:

1) ein, auf lange Sicht gesehenes, besseres „Kosten-Nutzen-Verhälnis" in der Therapie welches auf Dauer das angeschlagene Gesundheitssystem finanziell entlasten kann.

2) durch die Integration in die Rehabilitation „glücklichere" Patienten, welche mitunter früher genesen.

9.4 Ist dieser Ansatz praktikabel bzw. wo sind mögliche Probleme in diesem Ansatz zu finden?

Auch diese Frage ist mehr oder weniger schon durch die Ausführungen in den vorhergehenden Antworten beantwortet. Der größte Vorteil des narrativen Ansatzes, nämlich durch Gespräche mit und durch Erzählungen der Patienten, mehr Informationen über diese zu bekommen benötigt Zeit. Und genau diese Zeit wird im täglichen Ablauf des Gesundheitswesens oft nicht vorhanden sein. Und dann darf nicht übersehen werden, dass Ärzte und Therapeuten nicht zwingend gute Zuhörer und Analysten sein müssen. Dafür müssten sie, Einzelpersonen einmal ausgenommen, wahrscheinlich alle speziell psychologisch geschult werden. Das heißt: dieser Ansatz ist in Einzelfällen sicherlich sehr positiv zu bewerten, wird aber derzeit mitunter noch am fehlenden, darauf geschulten Fachpersonal scheitern. Denn Gespräch ist nicht Gespräch. Und ein Gespräch zwischen Therapeut und Patient muss noch lange nicht im Sinne des narrativen Ansatzes sinnvoll sein.

10. Fazit und Erkenntnisse

Im narrativen Ansatz geht es um die Erzählungen, die Geschichten von Erkrankten. Deren Sichtweisen der Dinge, Sichtweisen über ihre Krankheiten sind dabei entscheidend. Doch worin soll für einen Arzt oder Therapeuten der tiefere Sinn begraben sein, einem (meistens) Laien über sein Befinden zuzuhören. Meist geht es dabei ja gar nicht um das eigentliche Befinden. Vielmehr kommt doch die Vermutung auf, dem Patienten sei langweilig. Oder vielleicht denkt sich der Arzt/Therapeut, der jahrelang mit seiner Ausbildung an Universitäten und in Gesundheitseinrichtungen aller Art verbracht hat, warum er nun den laienhaften Ausführungen seiner Patienten zuhören sollte, wo doch die klassische Schulmedizin ganz klar diese oder jene therapeutische Maßnahme für das jeweilig vorliegende Symptom vorschreibt. So oder so ähnlich könnten die Überlegung seitens des Arztes oder des Therapeuten sein. Dazu möchte ich ein paar Ausführungen machen. In der klassischen Schulmedizin herrschte vorwiegend die autoritative Methode der Therapierung vor. Diese sah keine Kommunikation über die Therapierung zwischen Arzt und Patienten vor. Der Arzt/Therapeut als Gesundheits- und Krankheitsexperte bestimmte die für das vorliegende Krankheitsbild am sinnvollsten erscheinende Therapie. (Vgl. Hurrelmann/Leppin 2001: 12) Doch die Zeiten haben sich auch im Gesundheitswesen geändert.

> „Das partizipative Muster setzt sich im Zuge der Verselbstständigung und Individualisierung, die in allen gesellschaftlichen Teilsystemen zu beobachten sind, auch im Gesundheitssystem durch. Die wachsende Bedeutung der Selbstverantwortung hängt auch mit einem Rückgang der Fortschrittsgläubigkeit bei medizinischen Behandlungen zusammen. […] Wahrscheinlich sind nur 20% aller heute bekannten Erkrankungen kausal behandelbar, 80% dagegen symptomatisch." (Hurrelmann/Leppin 2001: 12)

Das heißt, der Arzt/Therapeut und der Patient sind Partner geworden „im Kampf" gegen die Krankheit. Gemeinsam wird versucht, den Erkrankungen Herr zu werden.

> „Wie auch bei anderen kooperativen Handlungsmustern spielt dabei die Sprache als Mittel der Verständigung eine zentrale Rolle, die nicht nur das gemeinsame Handeln koordiniert, sondern auch das jeweilige Wissen transferiert. Verständigung über das gemeinsame Handeln sowie über das Wissen des andern sind somit eine grundlegende Voraussetzung für die gemeinsame Kooperation zwischen Arzt und Patient." (Löning, Petra in Redder/Wiese 1994: 97)

Dies bedarf aber mindestens zweier Dinge. Erstens eines Arztes/Therapeuten, der für diese Art der Kommunikation ausgebildet wurde, dieser Art der Kommunikation mächtig ist, und zweitens eines Patienten dessen Interesse darin liegt, diese Art der Kommunikation auch zu führen.

11. Recherchebericht

Der Schwerpunkt der vorliegenden Arbeit lag im Bereich der Gesundheitskommunikation beziehungsweise in einem Teilbereich der Gesundheitskommunikation – dem narrativen Ansatz. Diesen Teil der Public Relations habe ich in meinem bisherigen Studium noch nicht behandelt. Somit war es eine neue Herausforderung für mich, dafür die notwendige Literatur in den Bibliotheken und im Internet ausfindig zu machen. Sowohl die hauseigene Bibliothek an der Gesellschaftswissenschaftlichen Fakultät in Salzburg als auch die Hauptbibliothek der Universität Salzburg waren bei dieser Suche sehr hilfreich. Grundsätzlich war es nicht schwer Publikationen zu finden, welche sich mit der Kommunikation allgemein beziehungsweise im Besonderen mit der Kommunikation zwischen Arzt und Patient beschäftigen. Weitere Publikationen über den narrativen Ansatz zu finden stellte sich jedoch als sehr viel schwieriger heraus. Sehr wenige Werke, wie etwa das „Handbook of Health Communication" von Thompson/Dorsey/Miller/Parrott befassen sich eingehend mit dieser Thematik. In anderen Werken wie etwa jene von Kreps oder Hurrelmann/Leppin wird diese Thematik leider nur sehr kurz angeschnitten und sie verweisen dann in weiterer Folge wieder auf Thompson/Dorsey/Miller/Parrott beziehungsweise sind dies dann Auszüge aus oben genanntem Werk.

Ein weiteres Problem, welches sich im Verlauf dieser Arbeit auftat, war die Tatsache, dass die Zusage einer bei den „Barmherzigen Brüdern" praktizierenden Ärztin, meine Arbeit beziehungsweise die darin gewonnen Erkenntnisse zu reflektieren, leider nicht eingehalten wurde. Dies wäre sicherlich ein sehr interessanter Punkt an dieser Arbeit geworden.

12. Literaturverzeichnis

12.1 Literaturliste

Bergemann-Deppe, Monika (1978): Sprechverhalten und Thematisierung von Krankheitsinformation im Rahmen von Stationsvisiten. Eine empirische Untersuchung zur Arzt-Patienten-Beziehung im Krankenhaus. Dissertation. Marburg.

Birker. Klaus (2000): Betriebliche Kommunikation. 2. Auflage. Berlin: Cornelsen Verlag.

Bodamer, Joachim (1962): Arzt und Patient. Freiburg im Breisgau: Verlag Herder KG.

Buddeberg, Claus (2004): Psychosoziale Medizin. 3. Auflage. Berlin, Heidelberg, New York: Springer Verlag.

Burkart, Roland/Hömberg, Walter (Hg.) (2004): Kommunikationstheorien. Ein Textbuch zur Einführung. 3., überarbeitete und erweiterte Auflage. Wien: Willhelm Braumüller Universitäts-Verlagsbuchhandlung Ges.m.b.H.

Busch, Albert (1994): Laienkommunikation. Vertikalitätsuntersuchungen zu medizinischen Experten-Laien-Kommunikation. Europäischer Verlag der Wissenschaften: Frankfurt am Main.

Duden (2005): Das Fremdwörterbuch. Mannheim: Bibliographisches Institut & F.a. Brockhaus AG.

Esselborn-Krumbiegel, Helga (2008): Von der Idee zum Text. Eine Anleitung zum wissenschaftlichen Schreiben. 3. überarbeitete Auflage. Paderborn: Verlag Ferdinand Schöningh GmbH & Co. KG.

Fehlenberg, Dirk (1987): Kommunikation zwischen Arzt und Patient. Gesprächsstrukturen der psychosomatischen Krankenvisite. Bochum: Studienverlag Dr. N. Brockmeyer.

Geisler, Linus (1987): Arzt und Patient – Begegnung im Gespräch. Wirklichkeit und Wege. 3., erweiterte Auflage. Frankfurt am Main: Pharma Verlag Frankfurt GmbH.

Gutzwiller F./Jeanneret O. (Hrsg.) (1999): Sozial- und Präventivmedizin Public Health. 2. Auflage. Bern: Verlag Hans Huber.

Gwyn, Richard (2002): Comunicating Health and Illness. London [u.a.]: Sage Publictions.

Hurrelmann, Klaus (2006): Gesundheitssoziologie. Eine Einführung in sozialwissenschaftliche Theorien von Krankheitsprävention und Gesundheitsförderung. 6., völlig überarbeitete Auflage. Weinheim/München: Juvena Verlag.

Hurrelmann, Klaus/Leppin, Anja (Hrsg.) (2001): Moderne Gesundheitskommunikation. Vom Aufklärungsgespräch zur E-Health. Bern: Verlag Hans Huber.

Jackson, Looraine D./Duffy, Bernard K. (1998): Health Communication Research. A Guide to Developments and Directions. Westport (CT): Greenwood Press.

Janicek, Robert (1985): Mit Patienten richtig reden. Gesprächsführung im Krankenhaus. Medizinische Verlagsgesellschaft mbH: Melsungen.

Krause, Regina/Eisele, Hans/Lauer/Rüdiger J./Schulz/Karl-Heinz (1989): Gesundheit verkaufen? Praxis der Gesundheitskommunikation. Sankt Augustin: Asgard-Verlag Hippe.

Kreps, Gary L. (1995): Communication and Health Outcomes. Cresskill (NJ): Hampton Press, Inc.

Kreps, Gary L. (o.J.): The Evolution and Advancement of Health Communication Inquiry. in Gudykunst, William B. (2001): Communication Yearbook 24. Thousand Oaks (CA.): Sage Publications Inc.

Kreps, Gary L./Thornton Barbara C. (1992): Health Communication. Theory & Practice. 2nd Edition. Illinois: Waveland Press Inc.

Kreps, Gary L./Thornton Barbara C. (1993): Perspectives on Health Communication. . Illinois: Waveland Press Inc.

Lenk, Christian (2002): Therapie und Enhancement. Ziele und Grenzen der modernen Medizin. Berlin, Hamburg, Münster: LIT Verlag.

Lisofsky, Beate/Janssen, Ludwig (2003): Psychosoziale Arbeitshilfen 21. Psychiatrie und Öffentlichkeitsarbeit. Bonn: Psychiatrie-Verlag gGmbH.

Ott-Anderson, Jennifer/Geist-Martin, Patricia (2003): Narratives and Healing: Exploring One Family´s Stories of Cancer Surviviorship. Health Communication 2003. Volume 15. Nr. 2. Mahwah (NJ): Lawrence Erlbaum Associates, Inc.

Pohl, Verena (2004): Virtuelle Gemeinschaften in der Gesundheitskommunikation. Das Internet als Informations- und Diskussionsforum. Semesterarbeit. Hohenheim.

Quasebarth, Alexander (1997): Arzt-Patienten-Kommunikation in der medizinischen Ausbildung. Münster: LIT Verlag.

Redder, Angelika/Wiese, Ingrid (Hrsg.) (1994): Medizinische Kommunikation. Diskurspraxis, Diskursethik, Diskursanalyse. Opladen: Westdeutscher Verlag.

Scholz, Herwig (1999): Kommunikation im Gesundheitssystem. Handbuch zur Konfliktvermeidung. Göttingen: Verlag für Angewandte Psychologie.

Thompson, Teresa L./Dorsey, Alicia M./Miller, Katherine I./Parrott Roxanne (2003): Handbook of Health Comunication. Mahwah (NJ): Lawrence Erlbaum Associates.

Winter, Wolfgang (2005): Wissenschaftliche Arbeiten schreiben. 2., aktualisierte Auflage. Frankfurt/M.: Redline GmbH.

Wright, Kevin B./ Sparks, Lisa/O´Hair, H. Dan (2008): Health Comunication in the 21st Century. Malden, Mass. [u.a.] : Blackwell Publishing.

12.2 Online-Quellen

Gesundheit (o.J.): Kurzdefinition von Gesundheit. Online: http://gesundheit.dgb-bwt.de/definition.html (27.8.2008)

Gesundheit (o.J.): Gesundheit (Definition). Online: http://www.50plus.at/fitness/gesundheit.htm (27.8.2008)

Ranetbauer, Andreas (2007): Strukturen der Propaganda aus kommunikationstheoretischer Sicht. Salzburg. Online:

http://www.rheton.sbg.ac.at/rhetonneu/index.php?option=com content&task=view&id=82 &Itemid=44. (26.8.2008)

Stangl, Werner (o.J.): Werner Stangls Arbeitsblätter. Online: http://arbeitsblaetter.stangl-taller.at/KOMMUNIKATION/. (25.8.2008)

TEP – The English Pages (o.J.): Vier-Seiten-Modell der Nachricht. Online: http://tep-online.info/didak/methodik/psy_kom_thun_1.htm (26.8.2008)

Voß, Andreas (2002): Axiome der Kommunikation. Medienwirkung. Lotus Notes (I). Online: http://www.wi.uni-muenster.de/wi/studieren/csc/ss02/cscw20020612.pdf (3.9.2008)

Wikipedia – Die freie Enzyklopedie (o.J.): Weick, Karl E. Online: http://de.wikipedia.org/wiki/Karl_E._Weick (15.10.2008)

Wikipedia – Die freie Enzyklopedie (o.J.): Gesundheit. Online: http://de.wikipedia.org/wiki/Gesundheit (27.8.2008)

Wikipedia – Die freie Enzyklopädie (o.J.): Vier-Seiten-Modell. Online: http://de.wikipedia.org/wiki/Vier-Seiten-Modell (26.8.2008)

Young, Denise (1998): Bormann´s Symbolic Convergence Theory. Human Communication Theory. University of Colorado at Boulder. Online: http://www.colorado.edu/Communication/meta-discourses/Papers/App_Papers/Young.htm (31.10.2008)

12.3 Abbildungsverzeichnis

Abbildung 1, Seite 6: „Kommunikationsmodell von Shannon-Weaver". URL: http://www.stollenweb.de/mewi/shannon-weaver_Kopie.JPG.

Abbildung 2, Seite 7: „Vier-Seite-Modell nach Schulz von Thun. URL: http://www.psm-partner.de/admin/newsletter_show.php?id=36&texte=alle